HOMŒOPATHIE.

EXPOSÉ SUCCINCT

DES

PRÉCEPTES DE LA DOCTRINE,

PAR L. SIMON,

EX-PHARMACIEN CIVIL, PRÉPARATEUR DE CHIMIE A L'HÔTEL DES MONNAIES, AUTEUR DE L'HYGIÈNE DE L'ŒIL, MÉDECIN DE LA FACULTÉ DE PARIS.

PARIS.

CHEZ L'AUTEUR, BOULEVART SAINT-DENIS, 19.

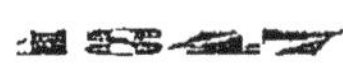
1847

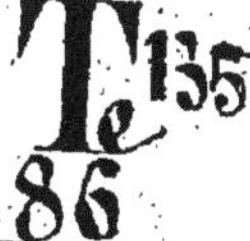

HOMŒOPATHIE.

EXPOSÉ SUCCINCT

DES

PRÉCEPTES DE LA DOCTRINE,

PAR L. SIMON,

EX-PHARMACIEN CIVIL, PRÉPARATEUR DE CHIMIE A L'HÔTEL DES MONNAIES, AUTEUR DE L'HYGIÈNE DE L'OEIL, MÉDECIN DE LA FACULTÉ DE PARIS.

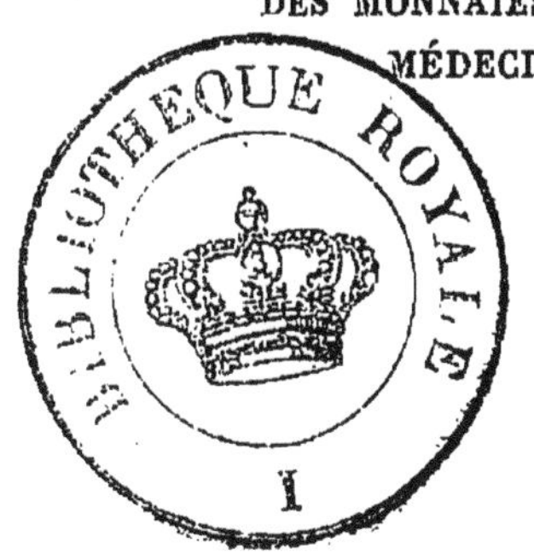

PARIS.

CHEZ L'AUTEUR, BOULEVART SAINT-DENIS, 19.

1847

L'homœopathie, malgré ses détracteurs, fait des progrès et marche en répandant de toutes parts ses bienfaits. Grâce au génie élevé et à la persévérance soutenue d'Hahnemann, l'humanité trouve aujourd'hui de puissantes ressources de guérison aux maux qui l'assiègent.

Contrairement à l'allopathie, ou médecine ancienne, elle exclut de sa thérapeutique comme étant inutiles ou nuisibles : les émissions sanguines, les vomitifs, purgatifs, bains médicinaux, douches, synapismes, vésicatoires, cautères, cautérisations, sétons, ventouses, moxas, emplâtres, et n'a jamais recours aux opérations chirurgicales que dans les cas les plus exceptionnels. Ses lois et préceptes diffèrent essentiellement ainsi qu'on va le voir plus loin. Ses agents de guérison sont comme en allopathie, empruntés aux trois règnes de la nature (*animal, végétal et minéral*), mais quant à leur préparation et dispensation, elles en diffèrent complètement.

1° Aucune substance appartenant à l'un des trois règnes

précités, ne peut faire partie de la matière médicale Hahnemannienne, qu'après avoir subi une préparation particulière, laquelle consiste en trituration et en dynamisation, poussées très loin dans le but de développer le plus possible son principe médicinal. C'est au produit de cette division ou atténuation moléculaire qu'on donne le nom d'*infinitésimal*, et que les détracteurs de l'homœopathie qualifient de *niaiserie ;*

2° Lorsque la substance a subi cette opération, on en prend une partie, soit à l'état pulvérulent, soit à l'état liquide, pour l'expérimenter sur l'homme en parfaite santé, et apprécier ses effets pathogénétiques ou symptômes morbides qu'il a puissance de développer sur lui ;

3° Enfin, c'est lorsque cette substance a été ainsi préparée et soumise à l'expérimentation pure, qu'elle est employée, par voie de similitude contre les symptômes de la maladie à traiter. De là, le *similia similibus curantur* d'Hahnemann, tandis qu'en allopathie, les préceptes et la pratique médicale sont différents. Les médicaments ne subissent jamais cette préparation minutieuse de la substance, ne sont pas soumis à l'expérimentation pure sur l'homme en santé, sont toujours employés à dose massive, presque constamment mélangés, et par voie de contrariété. *Contraria contrariis curantur* de l'ancienne école.

L'homœopathie ayant ses lois, ses règles fixes, invariables, essentiellement distinctes de celles de l'allopathie, n'a rien absolument à lui emprunter, et ne peut en conséquence, dans aucun cas, s'associer à elle. Qu'on juge de cette vérité par ce qui suit :

Suivant la doctrine Hahnemannienne, les maladies ne dépendent d'aucun principe morbifique *matériel*, ne consistent uniquement qu'en un désaccord dynamique de la force qui anime virtuellement le corps de l'homme. Selon elle, enfin, la guérison ne peut s'obtenir qu'au moyen de la réaction de la force vitale sur le médicament approprié, et lorsque la vitalité chez le malade a été d'autant moins épuisée par des moyens médicaux et chirurgicaux rigoureux, tels que ceux employés en allopathie (voir pour plus amples détails à cet égard, l'*Organon ou Exposition de la Doctrine Médicale Homœopathique*, par Samuel Hahnemann).

L'homœopathie, malgré sa supériorité incontestable, ainsi qu'on peut s'en convaincre par les nombreuses guérisons obtenues, rencontre néanmoins encore des détracteurs! Pourquoi cet acharnement, nous demande-t-on souvent? A cette question nous pourrions aisément répondre si nous n'avions pris la détermination formelle de mettre fin à une polémique complètement stérile. On perd son temps à vouloir convaincre des incrédules ou des gens personnellement intéressés à s'opposer à tous progrès, et c'est pour cela que nous avons résolu de ne pas le perdre en disputes scolastiques interminables, et de l'employer plus utilement au succès de la cause que nous avons embrassée. A ceux-là pour la plupart reconnaissants envers l'homœopathie, des cures qu'ils ont obtenues et qui s'étonnent des obstacles incessants apportés à ses progrès, nous nous bornons à demander à notre tour, pourquoi la doctrine morale du Christ et tant d'autres conceptions d'une vérité et d'une utilité irréfragables, ont également rencontré à leur apparition en ce monde, autant de pharisianisme et de persécutions. Les motifs intéressés qui ont porté les hommes d'alors à s'opposer aux développements, aux progrès de toutes ces belles conceptions, sont les mêmes que ceux qui existent aujourd'hui pour étouffer la nouvelle doctrine médicale, appelée à remplacer l'ancienne. Toutefois, quoi qu'on fasse ou qu'on veuille faire maintenant pour en arrêter la marche, on n'y parviendra pas, car l'homœopathie a pour elle la vérité, le bon droit, et les heureux qu'elle fait journellement pour lui venir en aide contre toute persécution. Déjà de nombreux partisans dévoués ont fait justice des perfidies dont elle a été l'objet, et avec le temps, les railleries, les sarcasmes et les basses calomnies de ses détracteurs, deviendront des armes émoussées et complètement inoffensives. Nous le répétons, on ne parviendra pas à persuader le public éclairé de l'inefficacité des infinitésimaux employés par voie de similitude, contre les maladies. Les nombreuses guérisons obtenues d'une manière *douce, prompte et sûre,* s'accumulent chaque jour, et sont là, pour constater la supériorité du mode de traitement indiqué par Hahnemann et suivi par ses disciples fervents.

—

RÉGIME HOMŒOPATHIQUE.

Le régime prescrit en homœopathie, étant comme tout le reste de la doctrine, l'objet d'une critique amère et injuste de la part des partisans intéressés de l'ancienne école, nous jugeons utile d'en donner ici la formule afin qu'on puisse apprécier la valeur réelle de cette critique. Toutefois, nous ne pouvons donner cette formule que d'une manière générale et non absolue, attendu qu'un régime doit toujours être subordonné à la constitution propre du malade, à la nature de sa maladie, aux causes diverses sous l'influence desquelles l'état morbide s'est manifesté ou se maintient, aux habitudes contractées par le malade pour tel aliment ou telle boisson, pouvant ou non, apporter un obstacle à la réussite du traitement. Quoi qu'il en soit, la règle générale établie touchant le régime homœopathique, est peut-être, de toute la doctrine, ce qui diffère le moins de l'allopathie. Ainsi : on conseille au malade atteint d'une affection aiguë grave, de garder le repos et la diète, d'éviter les émotions morales vives, on le soustrait autant que possible, aux influences atmosphériques nuisibles, etc. Quant au malade atteint d'une affection chronique, on s'enquiert des causes occasionnelles de sa maladie, de celles qui l'entretiennent; et s'il est reconnu que la nourriture, l'habitation, l'état, les habitudes, etc., sont contraires et qu'elles peuvent être un obstacle à la guérison, on les modifie, ou les supprime même. Par exemple : si le malade est d'une constitution éminemment nerveuse et d'un caractère impressionnable, on l'invite à prendre de la distraction, et à fuir tout ce qui peut exercer sur lui une influence nuisible; tels que seraient : les parfums, les boissons alcooliques, les aliments excitants, les émotions vives, etc.

S'il est lymphatique, scrophuleux, on lui prescrit les aliments fortifiants de préférence, et on lui défend les ragoûts épicés, vinaigrés, les crudités acides, etc.; on lui recommande d'éviter le refroidissement subit du corps en général et des pieds en particulier; enfin, on le place autant que possible dans un lieu aéré, sec et chaud.

S'il est sanguin, on lui prescrit l'abstinence de boissons capiteuses, la modération dans le choix et la quantité des aliments. On lui défend le travail assidu de bureau, le séjour dans des appartements dont la température est très élevée. Enfin, on l'invite à ne pas se livrer aux emportements, etc. Bref, ce régime n'est pas aussi rigoureux, impossible, qu'on veut le faire croire, puisqu'il consiste : 1° A conserver aux malades leurs habitudes anciennes, lorsqu'elles n'apportent aucun obstacle à la réussite du traitement et qu'elles ne sont pas une cause incessante de la maladie;

2° A défendre les aliments et boissons reconnus de difficile digestion, les odeurs ou parfums, souvent contraires ;

3° Enfin, à défendre également les exercices forcés d'esprit et de corps, tels que ceux d'études abstraites, d'art et d'agrément, qui portent vivement à l'âme, de veilles prolongées, de courses dangereuses, de sauts périlleux, etc.

Voilà à peu près en quoi l'homœopathie fait consister son régime : et qu'on juge maintenant du crédit qu'on doit accorder au récit de ses détracteurs. Mais que dirait-on ou que penserait-on donc d'un médecin qui négligerait d'éclairer son malade et de lui prescrire un régime qu'il croirait utile au prompt rétablissement de sa santé? Assurément un tel homme se montrerait bien inept ou bien peu soucieux de la guérison de son malade !

En vérité, après tant de cures opérées jusqu'ici par l'homœopathie, on a lieu de s'étonner beaucoup de rencontrer encore des gens disposés à en faire la critique et à nier sa curabilité. Mais sur quoi prétend-on donc asseoir son raisonnement et former son jugement pour conclure affirmativement qu'elle est impuissante à guérir les maladies? Est-ce le précepte *similia similibus curantur,* ou bien la dose *infinitésimale* du médicament, qui choque la raison des partisans de l'ancienne école? Sans vouloir entrer en polémique avec ces derniers, ainsi que nous en avons pris l'engagement, nous croyons pourtant nécessaire de discourir quelque peu sur ces deux points capitaux de la doctrine, ne fût-ce que pour convaincre le public de la haute sagesse et de la profonde érudition qui ont présidé au travail éminemment utile et savant d'Hahnemann.

Pourquoi ce précepte, qui consiste à employer le médicament à dose *infinitésimale* et par voie de *similitude* contre les symptômes morbides existants, révolterait-il l'esprit et le bon sens des adversaires de l'homœopathie? Pourquoi une substance qui a propriété de développer chez l'homme en santé, certains symptômes morbides médicamenteux, ne pourrait-elle pas éteindre ceux d'une maladie? L'auteur de la doctrine médicale en question n'a-t-il pas suffisamment donné l'explication et la raison en termes clairs, précis, des causes fondamentales de toutes les maladies qui assiègent notre pauvre espèce? A-t-il été moins précis et moins logique touchant la manière d'agir toute spéciale des médicaments, et leur mode d'emploi, pour qu'on puisse équitablement dire que son système médical est incompréhensible ou erroné? Vraiment de telles objections ne peuvent être produites que par des gens qui n'ont jamais lu ses ouvrages et qui ont la détestable manie de tout critiquer sans examen; car, s'ils voulaient se donner la peine de lire avec fruit l'*Organon*, auquel nous les avons déjà renvoyés à dessein, ils y verraient qu'Hahnemann envisageait les maladies sous le point de vue *spirituel* et non organique ou *matériel*. Que chez l'homme malade, c'est cette force spirituelle, active par elle-même et partout présente dans le corps, qui est, au premier abord, la seule qui ressente l'influence dynamique de l'agent hostile à la vie. Partant, qu'elle seule aussi, après avoir été désaccordée par cette perception, peut procurer à l'organisme les sensations désagréables qu'il éprouve, et le pousser aux actions insolites que nous appelons maladie. Enfin, qu'étant invisible par elle-même et reconnaissable seulement par les effets qu'elle produit dans le corps, cette force n'exprime et ne peut exprimer son désaccord que par une manifestation anormale dans la manière de sentir et d'agir de la portion de l'organisme accessible au sens de l'observateur, par des symptômes de maladie. Celle-ci n'étant produite que par la force vitale désaccordée, les phénomènes morbides accessibles à nos sens expriment donc en même temps tout le changement interne, c'est-à-dire la totalité du désaccord de la puissance intérieure. En un mot, ils mettent la maladie entière en évidence. Par conséquent, la guérison, c'est-à-dire la cessation de toute manifestation maladive, la disparition de tous les changements appréciables qui sont incompatibles avec l'état normal de la vie, a pour condition et suppose nécessairement que la force vitale soit rétablie dans son intégrité, et l'organisme entier ramené à la santé.

Il suit de là, que la maladie inabordable aux procédés mécaniques de la chirurgie, n'est point une chose distincte du tout vivant, de l'organisme et de la force vitale qui l'anime, cachée dans l'intérieur du corps et toujours *matérielle*, quelque degré de subtilité qu'on veuille bien d'ailleurs lui attribuer. Une pareille idée ne pouvait naître que dans des têtes imbues des doctrines du matérialisme. C'est elle qui, depuis des milliers d'années, a poussé la médecine dans toutes les fausses routes qu'elle a parcourues.

Le désaccord invisible de la force vitale qui anime notre corps, ne fait qu'un avec l'ensemble des symptômes que cette force provoque dans l'organisme, qui frappent nos sens et qui représentent la maladie existante. L'organisme est bien, en effet, l'instrument matériel de la vie, mais on ne saurait pas plus le concevoir non animé par la force vitale, que cette force vitale ne peut être conçue indépendamment de l'organisme. Tous deux ne font qu'un, quoique notre esprit partage cette unité en deux idées, mais uniquement pour sa propre commodité.

Notre force vitale étant une puissance *dynamique*, l'influence nuisible sur l'organisme sain, des agents hostiles qui viennent du dehors troubler l'harmonie du jeu de la vie, ne sauraient donc l'affecter que d'une manière purement *dynamique*. Le médecin ne peut donc non plus remédier à ces désaccords qui constituent la maladie, qu'en faisant agir sur elle des substances douées de forces modificatrices également *dynamiques* ou *virtuelles*, dont elle perçoit l'impression à l'aide de la sensibilité nerveuse présente partout. Ainsi, les médicaments ne peuvent rétablir et ne rétablissent réellement la santé et l'harmonie de la vie, qu'en agissant *dynamiquement* sur elle.

Cet exposé que nous donnons succinctement pour ne pas fatiguer l'attention du lecteur, suffira pour montrer la différence extrême qui existe entre les systèmes des deux écoles opposées. Dans l'un, on voit qu'Hahnemann considère la maladie comme n'étant qu'un pur effet résultant du désaccord de la force vitale, du manque d'équilibre survenu dans le principe de la vie, se manifestant par des symptômes morbides apparents et visibles; dans l'autre, que l'ancienne école la considère comme étant tout organique et matérielle. Partant, de cette manière différente d'envisager la maladie, doit nécessairement exister une différence aussi touchant le mode d'emploi des agents de guérison?

D'après cela qu'on ne s'étonne donc plus de voir l'homœopathie traiter les maladies qu'elle regarde comme un trouble dans les fonctions de la vie, et *nullement* de nature *matérielle*, avec des agents *dynamiques*. En cela, Hahnemann ne pèche pas plus aux saines lois de la raison et de la logique, que ne le font les sectateurs de l'allopathie, qui opposent des moyens mécaniques et *matériels* aux maladies qu'ils jugent être de nature toute *matérielle* ou organique. Aussi jusque là, il faut le reconnaître, les deux doctrines sont conséquentes avec elles-mêmes, nous voulons dire avec leurs principes. Mais là n'est pas la question qui intéresse le plus les malades, c'est particulièrement celle qui consiste à faire apprécier le meilleur mode de traitement; celui qui mérite la préférence par son efficacité réelle. Il importe peu aux personnes complètement étrangères à l'art de guérir, de connaître la manière dont les deux doctrines envisagent les maladies; ce qui leur importe avant tout, c'est qu'on rétablisse *promptement*, *doucement* et *sûrement* leur santé.

Nous comprenons leur exigence à cet égard, et c'est pour cela que nous cherchons ici à leur fournir les moyens de voir, d'examiner et de juger par elles-mêmes. En exposant avec impartialité les faits à leur appréciation, et les laissant ensuite librement prendre conseil de leur propre raison pour décider de la supériorité de l'un ou de l'autre système, que nous allons tous deux mettre en présence à dessein, ils ne pourront, s'ils font un mauvais choix, nous accuser d'avoir voulu les influencer.

L'homœopathie, avons-nous dit déjà, ne reconnaissant

rien de matériel dans la maladie, et n'admettant jamais que des symptômes morbides se manifestant sous l'influence d'un désaccord dans la force vitale ou principe de vie, dirige uniquement sa médication vers cette force vitale désaccordée, dans le but de rétablir l'équilibre momentanément détruit, et, par cela même, ramener la santé. L'allopathie, au contraire, considérant la maladie comme un être distinct du sujet affecté et de nature purement organique et *matérielle*, croit nécessaire, indispensable, de torturer le moribond par des moyens mécaniques et *matériels*, aussi pour rester fidèle à ses principes.

L'homœopathie tient essentiellement à ménager les forces du malade en lui conservant son sang, qui est sa chair coulante, comme le disait le célèbre docteur Bichat, en l'entourant de tous les soins précieux de l'hygiène, en ne le fatiguant pas par des boissons indigestes et repoussantes, en ne provoquant pas par force, chez lui, des sueurs, des vomissements, des évacuations, en n'établissant sur son corps aucune plaie, et enfin, en n'excitant en lui aucune souffrance morale ou physique ; tout cela considéré comme autant de causes réelles d'épuisement et d'obstacles à la guérison.

L'allopathie, au contraire, éteint en lui la vitalité par les émissions sanguines, les tisanes, les bains, les lavements, les ventouses scarifiées, les sétons, les vésicatoires, et tous moyens dits anti-phlogistiques.

L'homœopathie guérit avec des doses infinitésimales, médicamenteuses, sans odeur ni goût désagréables.

L'allopathie, indépendamment des moyens chirurgicaux

douloureux sus-mentionnés, gorge ses malades de breuvages repoussants, de pilules délectuaires, d'opiats à doses massives.

L'homœopathie ne fait jamais usage que de médicaments *simples*, qui ont été préalablement soumis à l'expérimentation pure sur l'homme en santé, dans le but d'en pouvoir parfaitement apprécier les effets médicinaux et leur efficacité réelle contre les maladies.

L'allopathie, ne soumettant pas ses médicaments à l'expérimentation, les employant presque constamment mélangés, agit en aveugle lorsqu'elle les oppose à la maladie.

L'homœopathie exige un intervalle plus ou moins long entre la prise du médicament et l'instant de la réaction de la force vitale, qui permet au médecin, principalement dans les maladies chroniques, de ralentir ses visites ; elle se borne à l'emploi très restreint de médicaments, et, par cela même, n'entraîne jâmais le malade à de grandes dépenses.

L'allopathie, qui n'admet pas la réaction de la force vitale sur le médicament, qui ne croit à l'efficacité de son traitement que s'il est compliqué, oblige le médecin à faire de plus fréquentes visites au malade et à lui prescrire plus de drogues.

L'homœopathie, qui n'emploie les médicaments qu'à l'état *simple*, et toujours à dose *infiniment petite*, ne peut, dans aucun cas, commettre d'erreurs graves, funestes et irréparables.

L'allopathie, qui emploie les médicaments à hautes doses, le plus souvent à l'état de mélanges, et plusieurs à la fois, doit occasionner des erreurs, fréquemment funestes, soit de la part du médecin qui formule, soit de celle du pharmacien qui exécute la prescription, soit enfin de la garde ou de toute autre personne chargée de l'administration des remèdes au malade.

Enfin, l'homœopathie agit sur les symptômes morbides apparents par voie de *similitude*, parce qu'elle a reconnu par expérience que les seuls médicaments qui ont puissance de les annihiler sont ceux-là mêmes qui les font apparaître chez l'homme en parfaite santé.

L'allopathie agit par voie de *contrariété* sur la maladie, quoiqu'elle n'ait jamais pu constater avec précision la valeur réelle des remèdes qu'elle emploie, puisque jamais elle ne les a soumis à une expérimentation préalable.

Voilà l'exposé succinct des deux doctrines soumises à l'examen des gens qui sont franchement à la recherche de la vérité, et qu'ils jugent maintenant celle qui doit mériter la préférence. Quant à nous personnellement, nous avouerons avec sincérité, qu'après mûr examen théorique et pratique, notre choix n'a pas été un seul instant douteux. L'homœopathie est, à notre avis, la plus belle conception qui soit sortie du génie de l'homme ; car, de même que la morale chrétienne a régénéré l'esprit humain, elle, de son côté, est appelée à régénérer son corps. En effet, n'est-elle pas incomparablement meilleure que l'allopathie, cette doctrine qui agit en vertu d'un principe aussi logique, et qui, par cela même, guérit d'une manière tellement douce, prompte et sûre, qu'elle semble parfois tenir du prodige? A-t-il jamais existé une doctrine médicale qui lui fût comparable? capable comme elle d'opérer des guérisons aussi promptes avec des globules ou des dilutions sans goût ni odeur désagréables aux sens les plus exquis? qui pût procurer au pauvre malade une convalescence plus courte et qui rétablît sa santé à moins de frais? Aucune, assurément. Aussi est-ce en vain qu'on cherche à persuader les gens éclairés et impartiaux de la supériorité de l'allopathie sur elle. Certes, nous ne prétendons nullement nier que des maladies aient été amendées, et même guéries, sous l'influence d'un traitement allopathique; c'est une vérité que, pour notre compte particulier, nous n'avons pu méconnaître pendant les dix années que nous sommes resté fidèle aux préceptes de cette doctrine; mais, en même temps, nous ne pouvons nous dispenser de convenir, pour rendre également témoignage à la vérité, que ces résultats heureux n'ont jamais été obtenus qu'avec beaucoup de difficulté de notre part et beaucoup de souffrances et de frais de la part des malades. Enfin, que, si nous sommes parvenu à amender l'état de ces derniers, c'est à *notre insu*, c'est-à-dire lorsque, pour nous conformer aux préceptes de l'école, qui oblige à prescrire un médicament par voie de contrariété, nous en prescrivions un qui avait précisément puissance de développer chez l'homme en santé des symptômes morbides médicamenteux analogues ou semblables à ceux de la maladie existante. Notre école d'alors, induite en erreur elle-même, touchant ce médicament qu'elle n'avait pas pris le soin de soumettre à l'expérimentation pure pour en apprécier les effets pathogénétiques, nous prônait c ent de guérison, qu'elle aurait *assurément proscrit* avec une connaissance plus exacte de ses véritables effets, pour rester fidèle à son précepte : *contraria contrariis curantur*. Ce n'est pas autrement qu'on opère des cures en allopathie, et que des empiriques mêmes osent entonner la trompette pour préconiser leur prétendue panacée dont ils ignorent complètement la propriété réelle. C'est également ainsi que de nombreuses cures ont été opérées d'une manière homœopathique, bien qu'on ne s'en doute nullement, et qu'à cet égard l'expérience soit riche de faits qui militent autant en faveur du précepte *similia similibus curantur* d'Hahnemann ! En effet, qui n'a vu des flux de ventre céder *aux purgatifs* ; des coliques venteuses, à l'*anis* ; des flux hémorrhoïdaux, des métrorrhagies et des épistaxis, au *millefeuille* ; des émissions purulentes d'urine, à la *busserole* ; des asthmes et des hydropisies, au *colchique* ; des tranchées coliquatives, chez les enfants, au *jalap* ; des coliques flatulentes, au *séné* ; des flux muqueux et des leucorrhées, au *dictame* ; des exanthèmes chroniques et des éruptions de nature psorique, à la *clématite* ; des maux d'yeux, à la *rose*, à l'*euphraise* et à l'*oxyde rouge de mercure*, qui fait la base de la pommade de régent ; des hystéries, à la *noix muscade* ; des boutons sur tout le corps, des dartres et des paralysies, au *sumac vénéneux* ; des convulsions, des dartres, et quelques autres affections survenues à la suite d'un refroidissement, à la *douce amère* ; l'anazarque ou hydropisie, à la *scrofulaire* et au *sureau* ; la pleurésie, à la *scille* ; quelques délires bizarres, convulsions, chorées et amnésies à la *pomme épineuse* ; des pesanteurs d'estomac, des vomissements, des diarrhées, des ictères, l'amertume de la bouche, la tension du ventre, l'épuisement, l'inappétence, les difficiles digestions et la prostration, au *quinquina* ; des hémorrhagies, des asthmes spasmodiques, à l'*ipécacuanha* ; des convulsions violentes, à la *fève Saint-Ignace* ; des suites de chutes, des foulures, des entorses, la meurtrissure et la courbature générale, à l'*arnica* ; des hydrophobies, des manies, des mélancolies, des amauroses, des espèces de goutte, à la *belladone* ; des spasmes, des convulsions de nature épileptique, de certaines aliénations mentales, des hystéries, des vertiges, des accès de fureur causés par la jalousie, des constrictions spasmodiques des paupières et du larynx, à la *jusquiame* ; des fièvres nerveuses lentes, avec diminution considérable des forces, au *camphre* ; quelques fièvres inflammatoires pures du cerveau, des délires fébriles accompagnés de respiration stertoreuse ressemblant à l'ivresse, au *vin généreux* ; des battements de cœur, l'anxiété, au *thé* ; des accès spasmodiques, avec respiration suspirieuse et stertoreuse accompagnée de froid glacial à la face et au corps, avec lividité des pieds et des mains, faiblesse du pouls, somnolence accompagnée d'abondante sueur et de délire, de pesanteur de tête avec chaleur à la peau, des léthargies, des affections nerveuses, des engourdissements, des mouvements convulsifs pendant le sommeil, de la constipation opiniâtre, des coliques d'entrailles appelées *miserere*, à l'*opium* ; des hémorrhagies utérines à la *sabine* ; des espèces d'asthmes, appelés *millar*, au *musc* ; des rétentions d'urine, ysurie, ischurie ou strangurie, des gonorrhées inflammatoires, à la *teinture de cantharides* ; des affections dysentériques, des ténesmes hémorroïdaux quelquefois accompagnés de douleurs dans le ventre et de vomissements, des exanthèmes, des éruptions psoriques, de certaines asphyxies, au *soufre*; des ulcérations de la bouche, avec salivation, à l'*acide nitrique*; des tétanos ou raideurs tétaniques des muscles, au *sel de tartre fondu*; des cancers à la face, des tubercules douloureux, des ulcères cancéreux, des bubons pestilentiels, des tumeurs gangréneuses, le charbon ou anthrax, des pustules malignes, des fièvres intermittentes, des angines, des dyspnées, des convulsions, des attaques d'épilepsie, des chorées, à l'*arsenic*; des phthisies, des fièvres hectiques, des catarrhes bronchiques, des asthmes muqueux, des maux d'estomac, à l'*étain*; des constipations opiniâtres, des hypochondries, au *plomb*; des gonflements inflammatoires de la langue et du pharynx, la salivation, des esquinancies de mauvais caractères, des ulcérations de la bouche, des aphtes avec fétidité de l'haleine, des caries, au *mercure*; des inflammations cutanées causées par l'insolation ou résultant de brûlures par des corps en ignition, à l'*eau chaude*, ou mieux encore lorsqu'elle est alcoolisée; des dysuries chez les enfants et des gonorrhées ordinaires, au *suc de persil*; des angines muqueuses, à la *racine de boucage*; des diarrhées, à la *rhubarbe*, etc., etc.

Que peut-on nécessairement conclure de tous ces faits rapportés textuellement à dessein, si ce n'est que les médicaments, pour éteindre les symptômes morbides qui constituent la maladie, doivent être employés par voie de similitude et non autrement? Qui ne voit d'une manière évidente, par les exemples précités, que toutes ces guérisons ont été obtenues par des médicaments qui ont *positivement* puissance de développer sur l'homme en santé des symptômes morbides analogues à ceux qu'ils ont éteints dans ces maladies ?

Cette question, relative au précepte *similia similibus*, étant résolue affirmativement, examinons celle qui a rapport aux infinitésimaux ; avec un peu d'attention, elle ne sera pas plus difficile à résoudre que la première.

Hahnemann a reconnu, et nous pouvons maintenant le reconnaître avec lui, que toute puissance qui agit sur la vie, tout médicament, désaccorde plus ou moins la force vitale, et produit dans l'homme un certain changement qu'on appelle *effet primitif* ou d'aggravation ; quoique produit tout à la fois par la force médicinale et par la force vitale, il appartient cependant davantage à la puissance dont l'action s'exerce sur nous ; mais notre force vitale tend toujours à déployer son énergie contre cette influence. L'effet résultant de là, qui appartient à notre puissance vitale de conservation, et qui dépend de son activité automatique, porte le nom d'*effet secondaire* ou de réaction. Tant que dure l'effet primitif des puissances morbifiques artificielles (médicament) sur un corps sain, la force vitale paraît jouer un rôle purement passif, comme si elle était obligée de subir les impressions de la puissance qui agit du dehors, et de se laisser modifier par elle ; mais, plus tard, elle semble se réveiller en quelque sorte. Alors, s'il y a quelque état directement contraire à l'effet primitif ou à l'impression qu'elle a reçue, elle manifeste une tendance à la produire, qui est proportionnelle et à sa propre énergie et au degré de l'influence exercée par la puissance morbifique artificielle ou médicinale. S'il n'existe pas dans la nature d'état directement opposé à cet effet primitif, elle cherche à établir sa propre prépondérance en effaçant le changement qui a été opéré en elle par une action du dehors (celle du médicament), et y substitue son propre état normal. Par exemple : la main qu'on a tenue plongée dans de l'eau chaude a bien plus de chaleur d'abord que celle qui n'a pas subi l'immersion, voilà l'effet primitif ou d'aggravation ; mais, quelques instants après avoir été retirée de l'eau et bien essuyée, elle devient beaucoup plus froide que l'autre, voilà l'*effet secondaire* ou de réaction. L'*effet primitif*, résultant d'un exercice forcé, consiste dans la chaleur de la peau, et l'*effet secondaire* dans le froid et le frisson qui suivent cette chaleur. Tout le monde connaît ce changement qu'on appelle refroidissement subit, *sueur rentrée*. L'homme qui a fait un excès de boissons capiteuses la veille et qui s'est fortement échauffé, *effet primitif*, le lendemain est beaucoup plus impressionnable au moindre courant d'air froid, *effet secondaire*. Un bras, qui est resté dans l'eau froide ou dans la neige, est d'abord plus pâle et plus froid que l'autre, *effet primitif*; mais qu'on le retire et l'essuie bien, il deviendra non-seulement plus chaud que l'autre, mais même brûlant, rouge, enflammé, *effet secondaire*. Le café fort nous stimule d'abord, *effet primitif* ; mais il nous laisse ensuite une pesanteur et une tendance marquée au sommeil, *effet secondaire*, qui dure longtemps si nous ne le chassons pas de nouveau et d'une manière palliative en reprenant ce breuvage. Après s'être procuré du sommeil ou plutôt un profond engourdissement à l'aide de l'opium, *effet primitif*, on a d'autant plus de peine à s'endormir la nuit suivante, *effet secondaire*. A la constipation, provoquée également par l'opium, *effet primitif*, succède la diarrhée, *effet secondaire*. Aux évacuations déterminées par les purgatifs, *effet primitif*, survient la constipation qui dure plusieurs jours, *effet secondaire*, etc., etc. C'est ainsi qu'à l'effet primitif produit par les hautes doses de toute puissance, qui modifie profondément l'état du corps sain, la force vitale, par sa réaction, ne manque jamais d'opposer un état directement contraire quand elle peut en faire apparaître un.

Ces vérités, qui s'offrent d'elles-mêmes à nous quand nous interrogeons la nature et l'expérience, expliquent, d'une part, pourquoi la méthode homœopathique est si avantageuse dans ses résultats, et, de l'autre, combien est nuisible, fort souvent, celle de l'allopathie, qui consiste à traiter les maladies par des antipathiques ou contraires.

Des faits qui précèdent, on doit comprendre pourquoi l'homœopathie, agissant seulement sur la force vitale désaccordée (maladie), n'emploie les médicaments qu'à dose infiniment petite, ou, pour mieux dire, leur principe *virtuel seulement*. De même que l'allopathie, qui considère la maladie comme étant de nature purement *matérielle*, lui oppose le médicament à l'état compacte, *matériel*, de même aussi l'homœopathie, qui ne voit dans la maladie autre chose que le désaccord de la force vitale, toute *spirituelle*, doit n'opposer à ce désaccord que le médicament ous la forme la plus *ténue et subtile* possible; car c'est sous cette forme tenue qu'elle peut espérer de rencontrer le principe virtuel actif que renferme en soi la substance animale, végétale ou minérale à laquelle elle a recours.

Admettre dans l'une ou l'autre de ces substances l'existence d'un principe particulier distinct de la matière elle-même, triturer et diviser celle-ci pour en développer, isoler celui-là, n'est pourtant pas agir en sens inverse des lois de la chimie et de la physique établies jusqu'ici, et être insensé comme on s'efforce de le persuader. Certainement, nos meilleurs chimistes et physiciens ne procèdent pas d'une manière différente pour arriver à se rendre un compte exact des lois qui régissent la matière. Par exemple, veulent-ils apprécier la force d'agrégation moléculaire ? ils procèdent à la désagrégation au moyen du pilon, de la lime, etc Veulent-ils s'assurer du degré d'affinité qui existe entre des molécules de nature différente? ils les réduisent préalablement à l'état de ténuité, de dissolution ou de gaz pour en faciliter la combinaison. Veulent-ils isoler un principe particulier qu'ils supposent exister dans un corps? ils soumettent celui-ci à l'analyse. Veulent-ils produire l'électricité, le calorique, la lumière? ils exercent le frottement sur tout corps qui les renferme. D'après cela, pourquoi Hahnemann n'aurait-il pas obtenu, par la trituration, la division, l'atténuation, un principe dynamique virtuel renfermé dans la substance matérielle du médicament et doué d'une puissance active sur la force vitale qui existe en nous?

Mais, en admettant un instant, pour complaire à quelques esprits imbus du matérialisme, qu'un végétal, un minéral, ou une substance animale, fût *pure matière*, douée d'action sur notre nature purement matérielle aussi, s'ensuivrait-il qu'on fût le moindrement fondé à nier la nécessité de recourir à la trituration? Non, assurément; car il y aurait alors inutilité complète et ineptie à procéder de la sorte en allopathie, où les médicaments sont, pour la plupart, triturés, broyés et dissous. Pour ne citer que le mercure coulant ou vif argent, entre autres, n'est-il pas trituré avec des huiles, des graisses et des poudres dites inertes, telles que huile d'olives, axonge ou saindoux, gomme arabique, sucre, etc.? Pourquoi cette manutention, si elle est d'une complète inutilité? Pourquoi? c'est non pas pour *atténuer* son énergie, mais, au contraire, pour l'*augmenter*. Douterait-on de cette vérité? on pourrait aisément constater le fait : ce serait de prendre le métal en question, parfaitement pur, à la dose de quelques *centaines de grammes*, et on se convaincrait vite de son *inertie complète*, ou bien d'en prendre seulement quelques *centigrammes*, trituré avec de la fécule, de la gomme ou du sucre, et on ne tarderait pas à en ressentir les *effets pernicieux*. Ce que nous disons de ce métal, nous pourrions également le dire de plusieurs autres substances médicinales, si nous ne craignions de paraître verbeux. Vraiment, il faut convenir que les détracteurs de l'homœopathie ont une bien grande persistance dans leur système d'hostilité, puisque, constamment battus sur les points qu'ils ont déjà attaqués, on les voit encore lancer leurs foudres de guerre sur les doses infinitésimales. Pourquoi celles-ci sont-elles plus particulièrement l'objet de leurs attaques? Si nous avions leur humeur joviale, et que nous voulussions, comme eux, prendre un ton railleur, nous leur demanderions si c'est parce qu'elles sont trop *faibles?* Mais, non, c'est uniquement parce qu'elles guérissent mieux que celles de l'allopathie, quoique n'ayant ni odeur, ni goût appréciables, et n'épuisant pas le malade par des vomissements, d'abondantes sueurs, de fortes et douloureuses évacuations alvines, de fréquentes urines, de copieuses hémorrhagies ou d'énormes écoulements purulents. Singulier raisonnement et tristes conclusions contre l'efficacité des petites doses! Quoi! parce que ces doses sont infiniment petites, on se croit fondé, en dehors de tous examens sérieux, à conclure de là qu'elles ne peuvent avoir d'action sur nous? Mais, faut-il donc de fortes doses d'arsenic, de cuivre, de sublimé corrosif, de potasse caustique, de morphine de strychnine, d'acide prussique ou carbonique, d'hydrogène sulfuré, de venin de vipère ou d'autres animaux venimeux, de virus psorique, syphilitique, de vaccin, etc., pour produire des maladies mortelles ou tout au moins fort graves? Enfin, pour sortir de ces exemples nombreux, si nous jetons encore les yeux sur divers phénomènes physiques qui nous environnent, trouvons-nous qu'il faille une grande quantité d'eau réduite en vapeur pour mouvoir d'énormes masses? beaucoup de poudre à canon pour fendre et réduire en éclats le rocher le plus dur? un gros poids de gaz hydrogène pour enlever un ballon avec sa nacelle et ceux qui le dirigent? un barreau aimanté très gros pour soulever une masse de fer considérable? beaucoup de fluide électrique pour donner une forte secousse? une grande quantité de musc pour remplir un vaste appartement de son odeur pénétrante? beaucoup de semence pour couvrir un champ? un gros gland pour produire un chêne, etc., etc. En vérité, on ne peut se défendre d'un sentiment pénible en entendant ainsi parler avec assurance de choses dont on ignore l'essence intime! Malheureusement, il faut le reconnaître, les hommes ont généralement une tendance infinie au scepticisme et à la négation, et pour eux, les vérités les mieux établies et constatées, leur semblent toujours douteuses ou impossibles! Parce qu'ils ne peuvent au premier abord, concevoir et comprendre le mécanisme, le jeu, l'harmonie qui existent entre les corps de la nature, et qui constituent les phénomènes universels, ils en nient obstinément l'existence et la possibilité. Ils se voient constamment entourés de découvertes utiles dont ils savent parfaitement profiter; et malgré cela, on les voit encore contester à ceux qui sont plus intelligents et plus instruits qu'eux, la possibilité d'en produire de nouvelles, ou même de perfectionner celles qui existent déjà. Comment expliquer cette opposition systématique, lorsqu'il s'agit de doctrines en général et de celle d'Hahnemann en particulier? Est-il sensé, équitable, même à ceux qui ne la connaissent nullement, d'en nier la puissance curative et les bienfaits? Assurément non. L'homme éclairé et ami du progrès, lorsqu'il est surtout animé de sentiments de bienveillance, et qu'aucun intérêt ne domine personnellement, au lieu de se livrer à la critique inconsidérément, étudie, s'éclaire pour devenir vraiment apte à juger de l'importance de la chose qui est soumise à son jugement impartial. Mais, nier comme on le fait journellement, la puissance curative et le mérite réel de l'homœopathie sans la connaître, c'est vraiment se montrer insensé et souverainement injuste! Cette doctrine médicale qui révèle autant le génie élevé de son auteur, n'est assurément incompréhensible que pour les gens prévenus qui ne veulent pas se donner la peine de l'étudier avec soin, car, pour ceux qui se livrent avec ardeur aux recherches de la vérité, elle devient promptement compréhensible et pleine d'intérêt. Ces derniers, ennemis du scepticisme et n'ayant pas, par conséquent, la détestable manie de révoquer tout en doute, admettent volontiers la réalité des choses dont ils ne peuvent encore expliquer le mécanisme ou les effets qui en proviennent, si extraordinaires et si mystérieux qu'ils leur paraissent de prime-abord. Certainement, ce n'est pas parce qu'ils ignorent d'une manière absolue quant à présent, le pourquoi, la raison de tant de phénomènes curieux, intéressants, tels que ceux de la germination, de la fécondation, de l'animation, des sympathies et antipathies de l'affinité, de la lumière, etc., etc., qu'ils se croient fondés le moindrement à douter de l'existence réelle du principe inconnu, en vertu duquel ces choses subsistent? La nature a ses secrets et ses mystères impénétrables à l'intelligence bornée de l'homme, qui se révèlent à lui par des phénomènes singuliers, merveilleux, et quoiqu'il ne puisse de suite pénétrer l'essence intime de ceux-là, il n'en est pas moins forcé d'admettre ceux-ci qui se montrent journellement accessibles à ses sens. Or, pour ne pas nous écarter du sujet qui nous occupe en ce moment, pourquoi n'admettrait-il pas le précepte *similia similibus curantur*, et l'action médicatrice du médicament employé à dose infinitésimale, quoiqu'il ne puisse encore se rendre un compte exact de ce phénomène, révélé par de nombreuses guérisons ?

Cessons-donc de faire perpétuellement de l'opposition systématique, de révoquer en doute ou de nier l'existence de faits constatés, enfin de chercher à persuader par des sophismes, que ce qui existe réellement *n'existe pas*. Assurément, quoique les meilleurs chimistes ou physiciens n'aient encore pu déceler la présence d'un gaz délétère particulier auquel on puisse attribuer le choléra et autres épidémies mortelles, elles n'en ont pas moins existé, quoique des expériences nombreuses aient été tentées par des hommes supérieurs, pour constater la nature du principe toxique contenu dans la bave du chien enragé, dans le venin de la vipère ou d'autres animaux venimeux, qu'ils n'aient également pu isoler encore le principe mortifère de certaines plantes vénéneuses ou de matières animales en putréfaction, celui qui existe par exemple, dans la gouttelette de vaccin, dans la morve, dans le farcin, dans l'anthrax ou charbon, dans l'ascarus scabiei, etc., etc. La rage, la petite vérole, la gale et autres maladies graves, produites par ces virus ou principes morbifiques particuliers dont l'essence intime est encore inconnue, n'en ont pas moins subsisté pour révéler l'existence de ceux-ci? Or, quoiqu'on ne puisse pas présentement plus voir, saisir et analyser le principe dynamique, virtuel, d'un médicament qu'on ne peut le faire pour la force vitale toute spirituelle qui est en nous, les effets pathologiques ou physiologiques produits sur notre corps, n'en subsistent pas moins non plus pour révéler dans ce cas sa présence et sa puissance active, agissante, qu'on ne peut alors méconnaître. On le voit, on a beau vouloir employer la controverse, chercher à échapper par des sophismes, aux arguments essentiellement logiques d'Hahnemann, on ne parviendra pas plus à étouffer les vérités que renferme sa doctrine médicale, qu'on a pu le faire pour celle du Christ et tant d'autres qui révèlent le puissant génie de l'homme, et devant lesquelles nous sommes en admiration depuis des siècles.

Maintenant que nous avons fait un résumé succinct de la doctrine homœopathique, donné un faible aperçu des idées neuves apportées par Hahnemann, et fourni par quelques exemples, la preuve de la supériorité de son système médical, terminons par quelques considérations générales, tendant à vaincre certains préjugés routiniers, qui existent encore, et éloignent de cette doctrine.

Parmi ces préjugés, sont en première ligne ceux qui consistent à croire que l'homœopathie n'a pas puissance de guérir, et cela, parce que la coutume routinière exige qu'on oppose à l'ensemble des symptômes morbides existants, des moyens médicaux et chirurgicaux violents, tels que ceux qui sont préconisés en allopathie. Ces gens prévenus, on les déciderait difficilement, disent-ils, à recourir à l'homœopathie, surtout, dans des cas de pleurésie, de pneumonie, d'hépatite, de cystite et de cardite aigües, de péritonite, de typhus, d'hémorrhagie, d'esquinancie, de croup, de convulsions, de scarlatine, de petite vérole, etc., parce qu'elle n'emploie que des globules ou des dynamisations très élevées de substance médicamenteuse, dont l'action curative doit être en cela même, trop faible! Mais voilà justement encore ici, une grossière erreur de notre pauvre espèce, car, c'est précisément dans ces cas graves que l'homœopathie se montre le plus efficace, surtout quand l'application en est faite en dehors de tout moyen allopathique. Oui, nous l'affirmons avec vérité, c'est dans ces maladies inflammatoires, aigües, graves, que la doctrine Hahnemannienne démontre le mieux sa puissance curative. Que les personnes qui ont quelques moments de loisir, consultent les archives homœpathiques ou les ouvrages des médecins homœopathistes les plus distingués; elles apprécieront promptement la supériorité de cette doctrine sur celle allopathique, dans des cas de cette nature.

En résumé, l'homœopathie possède véritablement de puissantes ressources de guérison dans toutes les maladies *curables*, quels que soient l'âge, le sexe et la constitution des individus qu'elles assiègent. Avec le temps, elle doit infailliblement prévaloir sur toutes les doctrines médicales connues jusqu'à ce jour. Pour cela, il lui suffira d'être mieux comprise par les médecins probes, éclairés et soucieux de la santé de leurs semblables.

Pour notre compte particulier, nous n'avons pas reculé devant les difficultés d'études relatives à cette doctrine médicale; et maintenant que nous l'avons approfondie et que nous possédons par expérience la preuve de sa supériorité irréfragable, nous nous ferions un cas de conscience de n'en pas faire l'application *exclusive* aux maladies que nous avons à traiter. C'est à elle que nous devons la guérison de malades qui nous sont chers à plus d'un titre, et nous ne pourrions, sans nous montrer ingrat et injuste, feindre d'en méconnaître aujourd'hui les bienfaits.

Tant que nous avons cru à l'efficacité réelle de l'allopathie, et que nous n'avions pas, d'ailleurs, à choisir alors entre cette doctrine médicale et une autre, nous sommes resté fidèle à ses préceptes; mais aussitôt qu'il nous a été prouvé par l'expérience, et d'une manière très évidente, que dans plusieurs cas morbides, reconnus aujourd'hui *curables* par l'homœopathie, elle était elle-même d'une *impuissance complète*, nous n'avons pas hésité à la déserter sans retour, pour adopter *exclusivement* cette dernière, qui a le mérite incontestable de guérir plus souvent sans dégoût ni souffrance aucune pour le pauvre malade.

En prenant la détermination de traiter désormais les maladies *homœopathiquement*, nous n'avons nullement été dirigé dans des vues intéressées, spéculatives ainsi qu'on cherche *méchamment* à le faire croire, en parlant de tous médecins homœopathistes en général. Ceux de nos confrères qui n'osent ou ne veulent marcher franchement et d'un pas assuré dans la voie nouvelle, et qui se croient dans l'obligation d'associer les préceptes essentiellement distincts des deux doctrines médicales, décèlent à notre avis : ou une bien grande faiblesse touchant leurs connaissances acquises en homœopathie, ou une condescendance bien coupable envers leurs malades! En effet, la doctrine médicale Hahnemannienne, agissant toujours par voie de similitude et à dose infinitésimale, comment le médecin pénétré de ce précepte, peut-il sans inconséquence manifeste, recourir à l'allopathie, qui n'agit jamais que par voie de contrariété et à doses médicamenteuses massives? De deux choses l'une; ou la doctrine médicale ancienne est supérieure à la nouvelle, et alors pourquoi recourir à celle-ci; ou bien, elle lui est inférieure, et dans ce cas, pourquoi avoir recours à ses agents thérapeutiques allopathiques? Peut-on raisonnablement admettre la possibilité d'associer deux médicaments doués d'action semblable et contraire, tout à la fois dans le traitement d'une maladie? La raison et le bon sens ne doivent-ils pas se trouver choqués, en voyant *conjointement* employer, dans un cas d'insomnie, par exemple : le camphre et l'opium, qui sont antidotes l'un de l'autre? Dans un cas de somnolence, la belladone et le café, qui sont également antidotes? Mais qu'on ne s'y trompe pas, un médecin qui agit de la sorte, n'est pas plus allopathe qu'homœopathe éclairé et de bonne foi. Il n'a véritablement aucune croyance en médecine, et ne peut être qu'un faux apôtre de toutes doctrines médicales, dont la manière d'agir est toujours en rapport avec le lucre qu'elle lui procure. Aussi, rien ne lui paraît embarrassant; a-t-il affaire à des malades qui ont encore la bonhomie de croire à l'efficacité d'autant plus grande d'un remède, qu'il agit avec plus de violence et de perturbation sur eux? Il les traite par les moyens rigoureux de l'allopathie! Ces malades ont-ils au contraire, le bon sens de vouloir se soustraire aux tortures allopathiques? Il ne se fait aucun scrupule dans ce cas, de les traiter homœopathiquement! Veulent-ils, tout en préférant ce dernier mode de traitement, prendre le médicament à doses massives au lieu de le prendre à doses infiniment petites, comme l'exige impérieusement la doctrine Hahnemannienne? Il consent encore très volontiers à les satisfaire à cet égard! Enfin, veulent-ils associer les préceptes essentiellement distincts des deux doctrines, c'est-à-dire, employer des médicaments qui sont antidotes les uns des autres? Il n'est alors, pas plus que pour le reste, apporté de sa part, de résistance aux vœux exprimés par les malades, dont il tient, avant tout, à capter la confiance et à exploiter la crédulité. Disons-le sans crainte, un tel homme est indigne du titre de médecin. Le vrai médecin, celui qui comprend parfaitement sa mission, les devoirs sacrés que lui impose son art, reste fidèle aux préceptes de la doctrine médicale en laquelle il a *foi entière*, et ne donne pas d'une manière aventureuse dans un mode de traitement dont les résultats peuvent lui paraître incertains. S'il est allopathe, il ne fait *exclusivement* que de la médecine allopathique; s'il est homœopathe, il ne traite ses malades qu'homœopathiquement, sans jamais enfreindre la loi des semblables et des infinitésimaux. Les préceptes des deux doctrines devant nécessairement conduire à des résultats inverses, ainsi qu'on le voit maintenant par ce qui précède, on peut juger du degré de confiance que doit inspirer un tel médecin, dont la conscience *élastique* se prête aussi facilement à cette condescendance envers ses malades. Aussi ces derniers ne sauraient-ils trop se prémunir contre la médication bâtarde et le langage empirique d'un tel homme, qui ne craint pas de leur promettre *affirmativement* la cure de toute maladie, quelle que soit sa nature ou sa gravité. Malheureusement, on ne le sait que trop, il n'est pas toujours au pouvoir du médecin, même le plus éclairé, de triompher de tous cas morbides, quel que soit le mérite de la doctrine médicale dont il observe rigoureusement les lois et préceptes? Non, jamais Hahnemann ni ses disciples fervents, n'ont prétendu guérir des maladies *incurables* dans toute l'acception du mot, ainsi que la calomnie va répandant de toutes parts ce mensonge grossier, dans le but unique de discréditer l'homœopathie et ses sectateurs sincères.

La seule chose que ceux-ci se croient légitimement en droit d'affirmer avec des preuves à l'appui, et que tout le monde peut aisément vérifier; c'est que le mode de traitement homœopathique, simple, doux, peu coûteux et employé avec intelligence, opère journellement des cures promptes et durables, que l'allopathie ne peut obtenir avec ses agents thérapeutiques repoussants et ses moyens chirurgicaux douloureux.

C'est à la sollicitation de plusieurs malades reconnaissants envers l'homœopathie, et qui s'étonnent de rencontrer encore des gens prévenus contre elle, que nous avons consenti à faire paraître cette brochure. Si nous sommes parvenu à traiter avec assez de clarté et de précision, les points capitaux de la doctrine qu'il leur importait le plus de connaître, nous nous féliciterons d'avoir consacré nos instants de loisir à ce faible travail.

Nous aurions voulu pouvoir joindre à l'appui de toutes les raisons qui militent déjà autant en faveur de cette doctrine médicale, un compte rendu des nombreuses cures opérées jusqu'ici par elle, mais en cela, nous eussions dérogé à nos principes, qui consistent à garder religieusement le secret de nos malades. S'il est des affections qu'on peut impunément livrer à la publicité, il en est d'autres dont le secret doit éternellement demeurer dans le silence du cabinet. Laissons aux malades le soin de publier eux-mêmes les bienfaits de l'homœopathie. Les marques de reconnaissance qu'ils lui donnent journellement nous sont de sûrs garants de leur amour pour elle.

Nota.—En homœopathie, les maladies chroniques peuvent être également bien traitées par correspondance. Pour cela, il suffit au médecin que le malade lui fasse avec précision l'exposé des symptômes morbides existants. Tous les médicaments homœopathiques ayant été soumis à l'expérimentation pure, et leurs effets pathogénétiques étant parfaitement connus, on peut toujours, avec du discernement, faire choix de celui qui convient le mieux contre tous les symptômes de maladie.

Paris.—Typ. et Lith. de A. APPERT, passage du Caire, 54.

www.ingramcontent.com/pod-product-compliance
Ingram Content Group UK Ltd.
Pitfield, Milton Keynes, MK11 3LW, UK
UKHW020423220726
13923UKWH00005B/2115